ABCÈS PÉRIOSTIQUES

DE LA

PAROI THORACIQUE

PAR

Paul CARTIER

DOCTEUR EN MÉDECINE DE LA FACULTÉ DE PARIS

PARIS
ALPHONSE DERENNE
52, Boulevard Saint-Michel, 52
1882

ABCÈS PÉRIOSTIQUES

DE LA

PAROI THORACIQUE

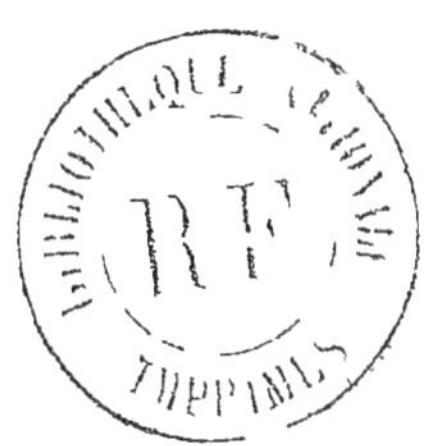

PAR

Paul CARTIER

DOCTEUR EN MEDECINE DE LA FACULTE DE PARIS

PARIS

ALPHONSE DERENNE

52, Boulevard Saint-Michel, 52

1882

A MON EXCELLENT ET VENERÉ PÈRE

LE Dr A. CARTIER

Medecin de la Faculte de Paris

A LA MEMOIRE DE MA CHÈRE MERE

A M. ALBIN ROCHEREAU

Respectueuse reconnaissance

A MES TRES CHERES SOEURS

A MON TES CHER FRÈRE

A MON AFFECTIONNE BEAU-FRERE

LE LIEUTENANT GROMIER

A MON TRES CHER PARENT ET AMI

LE BARON VALMONT DE SAUNHAC DU FOSSAT

A MON TRES HONORE PARENT

LE R. P. T. PEPIN

A M. S. DUPLAY

Professeur de pathologie externe à la Faculte de médecine
Chirurgien de l'hôpital Lariboisiere
Membre de l'Académie de medecine
Chevalier de la Légion d'Honneur

A M. LE DENTU

Professeur agrege à la Faculte de médecine
Chirurgien de l'hôpital Saint-Louis
Chevalier de la Legion d'Honneur

ABCÈS PÉRIOSTIQUES

DE LA

PAROI THORACIQUE

INTRODUCTION

Parmi les différents abcès qui peuvent se développer au niveau de la paroi thoracique, il en existe un certain nombre, qui forment une classe toute spéciale, doublement intéressante au point de vue de la pathogénie et des symptômes, et dont l'étude n'est bien faite que depuis quelques années. Nous voulons parler des abcès développés au devant des côtes et du sternum et qui reconnaissent pour cause une périostite externe. Des travaux récents ont mis hors de doute l'existence de cette forme particulière de périostite, que l'on rencontre aussi bien sur le squelette des membres que sur la cage thoracique.

Dans le cours de nos études nous avons eu l'occasion d'observer quelques cas d'abcès thoraciques et récemment encore, dans le service de M. Le Dentu, il nous a été donné de suivre l'évolution d'un de ces abcès qui était dû, à n'en pas douter, a une périostite externe. Dans cette intéressante observation, plusieurs faits nous ont frappé. L'obscurité des conditions étiologiques, la lenteur de l'evolution et surtout l'epaisseur des parois de la poche, au niveau des côtes. En comparant cette observation a celles que nous avons trouvées dans les différents mémoires, il nous a paru intéressant d'etudier plus particulièrement quelques points du pronostic et du traitement, qui n'ont été que signalés par les auteurs.

La périostite externe des côtes, que M. le professeur Duplay a le plus contribue à faire connaître, est aujourd'hui classique. Ce n'est donc pas un travail original que nous présentons, c'est seulement un résumé des différents mémoires traitant de cette question, suivi d'un choix des observations qui nous ont paru les plus concluantes.

Qu'il nous soit permis de remercier nos différents maîtres des hôpitaux de Paris, et en particulier M. Le Dentu, qui a bien voulu mettre a notre disposition les observations de son service.

HISTORIQUE

Il est assez curieux de suivre les progrès de la chirurgie sur cette question depuis le commencement du siècle.

C'est qu'en effet, les chirurgiens anciens, ceux même des dernières années du XVIIIe siècle, n'avaient vu dans les différentes variétés d'abcès chroniques, observés au niveau de la cage thoracique, que de vulgaires abcès par congestion. Pour eux, ces abcès étaient liés soit à une lésion de la côte elle-même, soit à une lésion d'un corps vertébral, le pus ayant de la tendance à suivre un des espaces intercostaux. Quelques autopsies paraissaient justifier cette hypothèse.

Mais bientôt on put remarquer que certains abcès de la paroi thoracique pouvaient se developper sans lésion osseuse anterieure. Dans beaucoup de cas ces abcès reconnaissaient pour cause directe une inflammation viscérale, le plus souvent la pleurésie.

En 1822 *Pacini de Lucques* (1) publie une observation intéressante d'abcès des parois thoraciques avec adhérences pleurales, sans lésion de la côte correspondante et l'auteur se demande même si la pleurésie sèche n'a pas été consécutive à la formation de l'abcès. Mais les observations se multiplient, et nous avons a signaler successivement un rapport interessant d'Hervez de Chégoin et

1. Pacini de Lucques. *Nouveau Journal de médecine*, 1822.

Merat (1), une belle observation de Bonnet (2), des observations de Dance (3), de Parise (4), de Cruveilhier (5), etc...

Dans tous ces cas l'abcès reconnaissait pour cause première la pleurésie, les lésions osseuses, quand elles existaient, n'étant que secondaires.

Déjà, dans un volumineux mémoire paru dans les *Archives de médecine*, Menière (6) avait réuni un assez grand nombre d'observations dans lesquelles il cherchait à démontrer que la formation de ces abcès était sous la dépendance des accès de toux. C'était une sorte de contusion chronique de la paroi thoracique, produite sous l'influence des quintes de toux qui finissait par amener la formation de ces abcès chez les individus prédisposés. La pleurésie ne pouvait pas être plutôt incriminée que les autres affections des organes respiratoires. Nous verrons ce qu'il faut penser de l'hypothèse de Ménière, en discutant ses différentes observations.

Plus tard *Thirion* (7) publiait dans la *Gazette des hôpitaux* une observation d'abcès consécutif à une pneumonie. Mais l'opinion de Ménière fut promptement abandonnée. Depuis longtemps déjà les médecins des armées avaient été frappés de la fréquence de cette lésion chez les

1. Hervey de Chegoin et Merat *Journal general de medecine* 1827, t 21.
2. Bonnet. *Archives gén de med* 1829, t 21
3. Dance, *Archives gen. de med* 1832
4. Parise, *Archives gen de med.* 1839
5. Cruveilhier, *in anat. pathol et dict' de méd et ch.* pratique
6. Meniere *Arch generales de med* 1829, t 18, p. 381, et s
7. Thirion. *Abces consecutif a une pneumonie Gaz. des hop* 1857

jeunes soldats. ils pensaient que les frottements répétés des courroies du sac ou des différentes buffleteries d'équipement, les chocs souvent répétés du fusil, nécessités par les exercices, pouvaient entraîner la formation de ces abcès. Ceux-ci seraient donc très analogues aux abcès de la région cervicale que l'on a observés longtemps chez les soldats et que l'on attribuait au frottement du col. Cette opinion fut soutenue avec beaucoup de talent par MM. Larrey et Sédillot (1) puis par leurs elèves (2). Du reste, ces auteurs faisaient intervenir une cause prédisposante d'une haute valeur : la tristesse, les fatigues auxquelles sont assujettis les jeunes soldats, en un mot, les différentes causes de dépression physique et morale, telles que l'encombrement dans les casernes, la mauvaise nourriture, etc.

C'est encore un médecin militaire qui, revenant sur la question, conteste l'opinion émise par les auteurs précédents. M. Leplat (3), agrégé au Val-de-Grâce, étudiant la pathogénie de ces abcès, et faisant une critique sérieuse des différentes observations publiées avant lui, en arrive à conclure que, dans tous les cas où l'abcès n'est pas sous la dépendance directe d'une lésion osseuse primitive, il reconnaît pour cause une pleurésie antérieure. L'abcès se montre au cours de la pleurésie, ou longtemps après sa disparition. Dans le premier cas, M. Leplat admet que l'inflammation se propage au tissu cellulaire sous-pleural et

1. Larrey et Sedillot. *Bull de la Soc chirurgie* 1861. Sédillot, *Medecine operatoire*

2 La Chapelle *These de Strasbourg*, 1868, et Flammarion, *Thèse de Strasbourg*, 1869

3 Leplat *Arch de médecine*, 6e série, t. V, 1865

y provoque la formation du pus. L'abcès sous-costal s'explique très bien de la sorte. Dans le second cas, où l'on voit l'abcès froid se développer longtemps après la guérison d'une pleurésie, l'auteur n'hésite pas à admettre la même influence de voisinage.

Les conclusions du travail de M. Leplat ne furent adoptées qu'en partie. L'origine des abcès thoraciques survenant au cours ou à la fin de la pleurésie, fut acceptée sans conteste ; il n'en fut pas de même pour les abcès développés en dehors de la cage thoracique, éloignés de la plèvre par leur situation anatomique, éloignés par la date de leur apparition des causes qu'on voulait leur attribuer.

Il fallut donc rechercher ailleurs les causes déterminantes de ces abcès thoraciques.

La question en était là lorsque parut la thèse de M. Choné (1) inspirée par Gaujot : cet auteur rattache cette sorte d'abcès à une forme particulière de périostite dans aquelle la lame externe du périoste serait seule intéressée qui et laisserait intacte l'adhérence du périoste à l'os, celui-ci n'étant nullement touché dans une première période de la maladie.

Cette « *périostite phlegmoneuse primitive simple* » pour me servir des propres expressions de l'auteur, amène la suppuration du tissu cellulaire voisin et à sa suite la formation de l'abcès thoracique. Les causes de cette périostite sont mal connues, on la rencontre chez des individus jeunes, frappés ainsi que l'avait montré Sédillot de cette anémie spéciale qu'entraîne trop souvent le passage de la vie civile à la vie militaire.

1. Choné, thèse de Paris 1873.

Accessoirement il convient d'admettre l'influence de certaines contusions locales.

Aucune des explications proposées ne parvenait à satisfaire l'esprit, lorsqu'en 1876 M. S. Duplay fait à l'hôpital Saint-Louis une leçon clinique magistrale sur la question qui nous occupe (1).

Avec le talent d'exposition qu'on lui connaît, ce savant auteur admet trois formes d'abcès chroniques des parois thoraciques et les divise ainsi :

1° Abces froids superficiels ;

2° Abcès froids périostiques ;

3° Abcès ossifluents ;

Glissant rapidement sur la premiere et la troisième de ces variétés, il insiste surtout sur les abcès froids périostiques en rapport avec le squelette reste sain, au moins au début de l'affection. Suivant leur siège anatomique, il les divise en abcès sus-costaux, sous-costaux et abcès en bissac. Passant en revue les diverses opinions emises avant lui, M. Duplay rejette complètement celle de Ménière, n'admet qu'en partie la théorie de M. Leplat, et reconnait la possibilité d'une périostite externe, sans pleurésie externe se rangeant ainsi a l'avis de M. Gaujot. En terminant il indique les regles du diagnostic différentiel, toujours très malaisé.

L'étude si intéressante que M. Duplay venait de faire de cette variété d'abces thoraciques devait leur donner une place dans le cadre nosologique. Depuis cette époque l'auteur que nous citons à généralisé cette manière de voir et il

1 *Progres Medical* 1876, p 489 Abces chroniques des parois horaciques Leçons de M Duplay à l'hôpital Saint-Louis

a rapproché cette périostite, sur un abcès, des observations si intéressantes de périostites externes, dites rhumatismales ou séreuses, étudiées sur les autres os du squelette et dont MM. Ollier, Nicaise, et Duplay lui-même ont apporte de remarquables observations.

Quelque mois après la publication de la leçon clinique de l'hôpital Saint Louis, M. le professeur Verneuil (1) dans une lettre adressée à M. Duplay, fait quelques réserves sur le début de l'affection par le périoste. Il se fonde sur une disposition anatomique des muscles de la paroi thoracique, qui, à la partie antérieure et inférieure, sont séparés de la cage thoracique par un tissu cellulaire tres lâche, par une sorte de pseudo-séreuse.

L'existence de ces lacunes aurait été souvent constatée par M. Verneuil et son chef de laboratoire M. Nepveu, particulièrement chez les sujets amaigris.

Sous l'influence des causes diverses, le pus peut s'accumuler dans cette cavité virtuelle, il se forme de véritables hygromes suppurés, dont le pus baigne la face externe du périoste, qui fera partie de la poche et sera recouvert de la membrane pyogénique.

Enfin M. Verneuil croit possible l'origine ganglionnaire de ces abcès. Il a vu un abcès en bissac dont le point de départ était dans un ganglion accole a l'artere mammaire interne.

Depuis cette époque nous avons encore à signaler le remarquable article de M. Duplay dans son *Traité de pathologie externe* et les arguments nouveaux qu'il a presentes

1 *Progrès médical* 1876, p. 537

en faveur de la périostite externe, dans une communication au Congrès de Geneve (1) en 1877.

Differentes thèses ont été publiees sur le même sujet entre autre celles des Legrand (2) et celle de M. Vesseaux (3), qui developpe les idees de M. Verneuil.

Plus récemment encore a paru un memoire intéressant dû à M. Bousquet (4), professeur agrege au Val-de-Grâce. L'auteur adopte entièrement les idees de M. Choné et de M. Duplay, il cite à l'appui trois observations fort interessantes.

1 Duplay Periostite externe et abces sus-periostiques — Congres de Geneve 1867 Analyse *Arch med* 1877, 2e vol

2. Legrand Abces thoraciques, causes ou consequences des lesions thoraciques, Th Paris 1876

3 Vesseaux Th Paris, 1879, n° 84

4 Bousquet *Arch medecine*, 1878, 1er vol p 288

PATHOGÉNIE. — ÉTIOLOGIE

Les nombreuses observations publiées dans les mémoires que nous venons de signaler rapidement, demontrent à n'en pas douter l'existence d'une variete d'abcès thoraciques qui ne pouvaient être rettachés, ni à une lésion du squelette osseux de la cage thoracique, ni à une inflammation quelconque du tissu cellulaire sous-cutané.

Quelle était donc la cause primordiale des ces abcès thoraciques?

Ménıere expliquait leur formation par l'irritation que produisent les accès de toux. Toutes les affections thoraciques pourraient donc donner lieu a ces abcès. Une objection capitale se présente immédiatement contre cette interprétation des faits. Si la théorie de Ménière etait vraie, ce serait dans les affections spasmodiques des organes respiratoires, dans la bronchite aigue, la coqueluche, les laryngites, etc. ; en un mot dans tous les cas où la poitrine est fréquemment soulevée par les quintes de toux, que l'on devrait rencontrer principalement ces abcès thoraciques. Or, il n'en est rien et dans les differentes observations, à part la pleurésie, on ne trouve guere signalée la coincidence de ces abcès avec les affections des organes respiratoires. Nous résumons une observation, tirée du mémoire de Ménière où la toux paraît avoir eu beaucoup moins d'influence que l'état de débilitation ou se trouvait le malade.

Que dire de la théorie soutenue par les médecins militaires et qui ferait intervenir pour cause principale les contusions produites par les effets d'equipement tout en tenant compte dans une certaine mesure de l'état général?

Sans doute dans certaines circonstances, ces causes pourraient être invoquees mais elles sont insuffisantes pour expliquer la variéte infinie de cas observés.

D'ailleurs il est facile de répondre aux partisans de cette doctrine que s'il en etait ainsi l'affection devrait se rencontrer exclusivement chez les soldats tandis qu'au contraire on l'observe aussi fréquemment dans la population civile où il n'y a pas à incriminer le choc du fusil ni la pression réitérée des courroies du sac. En outre, ce serait toujours dans la même région que l'abcès se produirait, or, nous verrons au chapitre de l'anatomie pathologique qu'il existe une grande variété quant au siege des abcès.

Enfin on se demande pourquoi il existe toujours une inflammation profonde, des rapports intimes de l'abcès avec la cage thoracique. Les différentes contusions invoquées ne devraient-elles pas produire plutôt des inflammations superficielles de la peau ou de la couche sous-cutanée? De ce que nous venons d'exposer, il ne faudrait pas conclure que nous nions l'influence du traumatisme, nous verrons au contraire tout à l'heure qu'il doit être admis comme une cause importante des abces périostiques. La theorie ingénieuse de M. Verneuil, qui tendrait à faire de ces abces de véritables hygromas suppurés du thorax, ne nous semble plus soutenable après les travaux du professeur Duplay.

Cette disposition anatomique spéciale d'un tissu cellulaire

très lâche, d'une veritable *pseudo-séreuse* existant au-dessous des muscles thoraciques, n'existe que dans une partie très limitée. Il est facile de démontrer par les faits que ce n'est presque jamais a ce niveau que se produisent les abcès froids thoraciques. Du reste comment expliquer par cette théorie l'épaississement souvent considérable, exactement limité au trajet des côtes ? Nous croyons savoir que M. Verneuil a abandonné cette opinion. Il admet maintenant que le plus souvent il existe une véritable périostite, mais d'origine tuberculeuse. Quelques examens histologiques bien faits, lui ont demontré, paraît-il, l'existence de nodules tuberculeux sur le perioste.

La question est malheureusement trop peu avancée pour qu'il nous soit possible d'insister davantage, les recherches de M. Verneuil n'ont pas encore eté publiées. L'influence directe de la pleuresie sur le developpement des abces froids thoraciques ne saurait être meconnue. Cette opinion s'appuie sur plusieurs faits indiscutables, sur des autopsies dans lesquelles on a trouve des collections purulentes sous-pleurales sans lésions osseuses, mais en face de lésions graves de la plèvre et du poumon, qui avaient precédé le developpement, à n'en pas douter, de l'abces.

Il faut convenir cependant que M. Leplat qui a bien établi cette relation, est alle trop loin lorsque, voulant generaliser, il a essayé de démontrer que tous les abcès périostiques étaient sous la dépendance de la pleurésie. La théorie nous paraît en défaut pour expliquer les abcès froids sus-costaux ou sus-sternaux, eloignes anatomiquement de la plèvre, eloignés par la date de leur apparition de la cause qu'on leur assigne.

Nous en arrivons à admettre pour un certain nombre de faits, l'opinion émise par M. Chone, sous l'inspiration de M. Gaujot, et nous croyons que quelques-uns de ces abcès dépendent de la périostite costale. Nous devons faire cependant quelques réserves sur les conclusions qu'en tire M. Choné et surtout sur la dénomination qu'il lui donne. En effet, il désigne cette affection sous le nom de périostite phlegmoneuse primitive simple, et le périoste ne suppure pas, mais amène la fonte purulente du tissu cellulaire voisin. Cette expression de périostite phlegmoneuse rappelle trop l'affection décrite par Chassaignac. Nous verrons bientôt que les deux affections n'ont aucun rapport entre elles. Que conclure de ces différentes opinions aussi exclusives les unes que les autres ?

Pour répondre, nous ne croyons pas pouvoir mieux faire que de reproduire les conclusions si justes qui résument l'opinion de M. Duplay. « Les abcès périostiques « sont primitifs ou consécutifs à une inflammation de la « plèvre. Dans le premier cas, la périostite se développe « sous l'influences de causes générales prédisposantes, « auxquelles vient se joindre l'action de causes extérieu- « res, souvent légères. Dans le second cas, l'inflammation « de la plèvre donne lieu à ces abcès suivant deux mé- « canismes : tout le tissu cellulaire sous-pleural s'en- « flamme et suppure, et le périoste, dans ses couches « extérieures' participe à l'inflammation. Tantôt la pleu- « résie de date ancienne déjà, agit d'une façon plus « obscure pour produire l'inflammation du périoste des « côtes. »

Une autre question se présente naturellement à l'esprit.

Faut-il admettre l'existence de cette periostite externe simple? Dans ces dernieres années, on a étudié sous le nom de périostite albumineuse, ou périostite séreuse, et mieux encore périostite externe rhumatismale, une affection qui par beaucoup de points se rapproche de celle que nous décrivons. En effet, on a observé sur différentes parties de squelette, et particulièrement au niveau du grand trochanter du tibia, de la rotule, une affection particulière du périoste, sans lesion osseuse, donnant lieu a un épaississement, quelquefois énorme de cette membrane accompagné d'une collection plus ou moins considérable séro-albumineuse, séro-purulente, ou même franchement purulente pour cause de rhumatisme. Des exemples nombreux en ont éte donnés par MM. Ollier et Poncet (1), Terrier (2), Nicaise (3) et Gosselin (4).

Avec M. Nicaise il ne faut voir dans cette affection qu'une inflammation du périoste qui, dans certaines conditions, ne dépasse pas le premier stade anatomique de toute inflammation, celui de l'exsudation séreuse. Mais s'il survient des poussées congestives, le liquide deviendra louche par addition de globules de pus en plus ou moins grande quantité ; il *pourra enfin devenir nettement purulent.*

Toutefois cette forme particulière de périostite rhumatismale diffère encore, au moins au point de vue étiologique, des observations qui font le sujet de ce travail.

1. Poncet et Ollier. *Gaz. hebdomadaire*, p. 133 et 179, 1874.
2. Terrier *Bull. société de chirurgie*, 1878.
3 Nicaise *Revue mensuelle, med et chirurgie*, 1879
4. Gosselin. *Clinique chirurgicale*, t. 3, p. 286, 2e édit.

Des preuves bien plus convaincantes ont été données de l'existence de cette périostite externe. Billroth dans sa pathologie chirurgicale générale avait expressément signalé, cette périostite, commençant par les couches les plus externes et n'intéressant l'os que secondairement.

C'est M. Duplay qui a démontré avec le plus d'autorité l'existence de la périostite externe dont il a donné des preuves convaincantes dans sa communication au Congrès de Genève.

Elle peut présenter deux formes, l'une aigue, que l'on rencontre surtout au fémur, au tibia, au péroné, au cubitus. La forme chronique a été observée dans différents points du corps, mais surtout au niveau des côtes et du sternum, elle donne lieu à des abcès sus-périostiques.

Pour résumer ce long chapitre de pathogénie et d'étiologie, nous dirons que *les causes* des abcès périostiques diffèrent essentiellement suivant qu'il s'agit d'abcès sous-costaux ou d'abcès sus-costaux.

Une première catégorie de ces abcès reconnaît évidemment pour cause une pleurésie plus ou moins récente ; les faits de cette nature depuis le mémoire de M. Leplat, sont bien connus mais tout en étant fort intéressants, ils ne peuvent rentrer dans le cadre que nous nous sommes imposé.

Pour la deuxième catégorie il est nécessaire d'admettre des causes générales et des causes locales.

Parmi les causes générales, il faut faire rentrer l'âge des sujets. Le plus souvent ce sont des hommes jeunes encore qui ont présenté les abcès thoraciques. Notre malade avait 40 ans, il fait exception à la règle. L'homme paraît seul exposé à cette affection, nous n'avons pas trouvé une seule observation se rapportant à une femme. Quant à la profession, nous avons signale antérieurement l'opinion de certains auteurs qui font des abcès thoraciques une affection presque exclusivement observée chez les soldats. C'est avec beaucoup de raison que M. Duplay s'est élevé contre cette assertion, demontrant jusqu'à l'evidence que la population civile en présentait d'aussi nombreux exemples.

Aucun des différents malades qui font le sujet de nos observations n'était en puissance de diathèse, le fait est expressément signalé. Ils ne sont ni scrofuleux, ni syphilitiques, et n'ont pas présente de signes de tuberculose.

Mais si les diatheses font defaut il est juste d'admettre des causes générales plus directes. Chez les jeunes soldats il faut tenir compte des fatigues, des privations de tout genre, qu'imposent les exigences du service militaire, changement de regine, mauvais air, nourriture insuffisante. Les médecins militaires ont remarqué que l'affection qui nous occupe etait surtout fréquente pendant la première annee passée au service, alors que l'organisme n'est pas encore rompu a ce genre de vie. M. Bousquet rapproche ces faits, de la frequence de certaines maladies, telles que la fièvre typhoide, l'ecthyma ou les furoncles chez les jeunes soldats. La population civile qui peuple les hôpitaux des grandes villes est aussi bien exposée aux influences générales, et les causes de débilitation que présentent nos malades sont aussi fréquentes que chez les militaires.

Nous devons dire cependant que ces causes sont absolument en défaut dans le cas que nous avons observé. Il s'agit en effet d'un homme vigoureux, habitant la campagne qui n'était sous aucune influence diathésique.

Quoi qu'il en soit les causes generales sont souvent assez puissantes pour déterminer à elles seules l'apparition de ces abces periostiques.

Les *causes locales* sont multiples et, il faut bien le dire, ordinairement très obscures. Il n'est pas douteux que le traumatisme n'ait quelque influence sur la production de cette affection. Dans quelques cas l'action du traumatisme n'est pas douteuse.

Dans une observation de M. Bousquet, nous voyons le malade se faire une contusion tres nette, dans une chute, exactement au niveau du point ou apparaîtra plus tard l'abcès périostique. Chez le sujet que nous avons observé, la tumeur semblait avoir apparu depuis longtemps, mais n'augmentait pas de volume, mais voila qu'il reçoit un coup violent et a partir de ce moment l'affection prend une marche plus rapide.

Il est souvent beaucoup plus difficile d'assigner une cause locale bien évidente. Nous croyons qu'on peut alors invoquer les froissements répétés de la poitrine dans les exercices, ou les contusions legères produites par un outil de travail. Les violents efforts musculaires, peut-être aussi les ruptures musculaires, ne pourraient-elles pas être invoquées comme cause occasionnelle?

Nous devons encore citer, sans y attacher une importance exagérée, les efforts de toux et peut-être, comme le suppose M. Legrand, les tiraillements produits par les adhérences pleurales anciennes.

Comme on le voit, beaucoup de ces causes locales sont

douteuses dans la plupart des cas, et nous croyons qu'il vaut mieux s'appliquer à rechercher avec soin la cause générale et agir contre elle pour relever l'organisme par les moyens thérapeutiques ordinaires.

ANATOMIE PATHOLOGIQUE

Nous avons essayé de démontrer dans les chapitres précédents, l'existence d'une forme particulière d'inflammation de la paroi du thorax, et nous nous sommes appuyé jusqu'ici sur l'étude des conditions étiologiques qui président au développement de ces abcès périostiques.

Étudions maintenant les caractères anatomiques de ces abcès.

Siège. — M. Duplay divise les abces périostiques en *abcès sus-costaux*, lorsque la collection purulente siège tout entiere a l'extérieur et repose sur la face externe des côtes; tantôt, développée dans le tissu cellulaire sous-pleural, elle répond, d'une part, à la face interne des côtes et, d'autre part, à la plèvre généralement altérée, épaissie, ce sont *les abcès sous-costaux*; tantôt, enfin, l'abcès, situé à la fois à l'intérieur et à l'extérieur, se compose de deux loges, l'une sous-costale, l'autre sus-costale, communiquant ensemble par une ou plusieurs ouvertures produites au niveau d'un espace intercostal.

Il semble que le siège à l'intérieur ou à l'extérieur de la cage thoracique, soit directement en rapport avec la cause de l'abcès thoracique. Dans les nombreuses observations que nous avons parcourues, nous avons vu que toujours l'abcès sous-costal etait en relation directe avec une pleurésie et survenait dans le cours même de cette affection ou pendant la convalescence.

Les abcès sus-costaux, au contraire, n'ont généralement pas de relation avec une pleurésie antérieure, les observations de la thèse de Chone, celle que nous avons recueillie dans le service de M. Le Dentu, et même une des observations du mémoire de M. Leplat le démontrent péremptoirement.

Quant au point de la paroi thoracique sur lequel repose l'abcès, il n'a rien de fixe. Le plus souvent il siege sur la partie antero-latérale de la poitrine au niveau de la quatrieme, cinquieme et sixième côte, rarement plus haut. Dans une observation de M. Gaujot, nous voyons cependant un abcès ayant siégé au niveau de la deuxieme côte. Rappelons aussi que M. Verneuil en a observe au niveau du rebord de la cage thoracique, en rapport avec les cartilage des fausses côtes.

Ces abcès périostiques peuvent occuper aussi tous les points de la surface externe ou interne du sternum. Ils occupent souvent son bord externe et semblent être une propagation des abcès développés a la surface du périchondre des cartilages costaux. Ils sont, du reste, beaucoup moins fréquents que les abcès péri-costaux.

Mentionnons enfin comme exceptionnelle, la présence d'un abces périostique, en arrière de la ligne axillaire, au niveau du bord inferieur du grand dorsal et recouvert en partie par le corps charnu de ce muscle (Bousquet).

Le siege presque constant de ces abcès sur la partie antéro-latérale de la poitrine, n'est-il pas en rapport avec la plus grande fréquence des traumatismes dans cette région?

Leur *volume* et leur *forme* est très-variable, tantôt du volume d'une noix coupée par le milieu et appliquée par sa section sur le squelette thoracique ; tantôt au contraire ils acquièrent le volume d'une petite mandarine. Ils prennent alors une forme allongee dans le sens de la longueur des côtes et des espaces intercostaux. Ce fait signale par tous les auteurs ne comporte que de rares exceptions et peut faire croire au premier abord à un abcès par congestion ayant suivi un des espaces intercostaux. Cette disposition était très-évidente dans l'une de nos observations. L'abcès présente alors la forme d'un ovoide plus ou moins saillant au dessus des teguments, reposant par une large base indurée sur le squelette thoracique ; il peut présenter une longueur de 8 à 12 centimètres dans le sens longitudinal, de 6 à 8 dans le sens vertical.

Telles sont les dimensions moyennes. Il est bien quelques cas dans lesquels l'abcès avait pris des proportions beaucoup plus considérables, mais généralement il n'acquiert ce volume exceptionnel que par la réunion de deux ou plusieurs abcès voisins.

En effet ceux-ci peuvent être *multiples* ; ils se développent alors successivement et les cavités de plusieurs abces voisins peuvent communiquer. Cette tendance à la formation d'abcès multiples est bien en rapport avec les causes génerales qui president à leur développement.

Dans une observation de M. Choné nous en voyons jusqu'a quatre se développper successivement sur des points differents de la paroi thoracique. M. Bousquet signale aussi une serie d'abcès développés chez le même individu.

Le pus que l'on rencontre après l'ouverture présente des caracteres tres-variables et nous voyons qu'on signale la présence d'un pus louable ou séreux, ou brunâtre. Le plus souvent il présente une certaine consistance, une couleur jaune sale, et les stries brunâtres, qui dépendent de petites hémorrhagies ; il contient de nombreux grumeaux fibrineux très-épais, qui en empêchent l'écoulement par le trocart ; enfin il peut être d'une odeur désagréable. Un point intéressant à noter, c'est qu'il ne renferme jamais de parcelles osseuses, ni de gouttelettes huileuses, comme il est si fréquent d'en observer dans le pus des abcès par congestion.

Plus tard lorsque la suppuration dure depuis longtemps, lorsque des fistules se sont établies, il s'écoule un pus séreux, mal lié. La quantité de pus contenue dans l'abcès peut être assez importante, elle n'est pas en rapport avec le volume extérieur et la saillie qu'il forme sur les téguments voisins ; cette quantité peut atteindre 500 grammes et plus.

La paroi présente une épaisseur remarquable qui donne lieu à cette induration périphérique et peut être de deux ou trois centimètres. Du reste l'épaisseur varie suivant les différents points ; du côté du squelette, elle est ordinairement plus grande que du côté de la peau.

La surface interne est tapissée par une membrane tomenteuse, grisâtre, de consistance molle dans certains points, présentant, au contraire, dans d'autres une dureté fibreuse ou cartilagineuse.

La cavité de l'abcès est traversée par des cloisons incomplètes de nature fibreuse qui partent des côtes pour se rendre plus ou moins obliquement vers la paroi superficielle de la poche.

Mais ce qui caractérise surtout cette variété d'abcès c'est qu'une partie de leur paroi est constamment formée par le périoste des côtes, du sternum, ou par le périchondre des cartilages costaux qui ont subi des modifications essentielles. A l'ouverture de l'abcès on reconnaît d'abord que les côtes, qui semblaient avoir augmenté de volume, sont recouvertes par une couche épaisse de consistance fibreuse, formée par le périoste. Cette couche périostique peut doubler le volume de la côte. Les fongosités périostiques ont été bien étudiées histologiquement par Billroth (1) qui admet, comme nous l'avons vu, l'existence d'une périostite externe.

« C'est dans la couche externe du périoste, formé du tissu conjonctif de vaisseaux et nerfs, que commencent les lésions. On remarque d'abord une dilatation vasculaire avec infiltration séreuse et plastique. Les deux couches ne se distinguent plus exactement l'une de l'autre, et se trouvent transformées en une masse lardacée de consistance assez ferme. Au microscope, on trouve cette membrane formée par du tissu conjonctif, richement pourvue de jeunes cellules et parcourue par des capillaires dilatés, plus ou moins augmentés de nombre. L'os sous-jacent peut être recouvert de petites éminences, qui ne sont autres que des ostéophytes.

La périostite suppurée peut du reste se manifester sans une participation bien évidente de l'os, cependant le fait est assez rare. »

1 Billroth — *Pathologie chirurgicale générale* trad. 1878, *et in Handbuch der chirurgie* de Pitha et Billroth. *Maladie chirurg de la poitrine* p. 127.

Ainsi donc histologiquement il paraît démontré que la lésion débute par les couches externes du périoste. On peut cependant observer secondairement des altérations osseuses.

Le périoste est alors legèrement ramolli et décollé ; il a disparu en quelques points souvent très-limites. L'os sous-jacent est injecté, plus mou et plus friable qu'à l'état normal, mais sans presenter les lesions de la carie ou de la nécrose. Dans les points ou le périoste a disparu, l'os dénude offre à peu près les mêmes caracteres ; parfois il est légèrement excavé, érodé à ce niveau.

Lorsque l'affection a atteint ce degré extrême il n'est pas douteux qu'elle a un retentissement direct sur la plèvre pariétale et produit au moins de la pleurésie sèche plus ou moins limitée. L'observation de Pacini de Lucques ne pourrait-elle pas être, en somme, un de ces cas de pleurésie secondaire ?

Mais c'est surtout dans les abcès sous-costaux que l'on observe des lésions pleuro-pulmonaires considerables. Ici les abcès sont secondaires aux altérations thoraciques : nous ne faisons que les signaler sans insister.

Telles sont les altérations que l'abcès entraîne du côté des parties profondes. Superficiellement il présente des rapports variables. Tantôt il est recouvert d'une couche musculaire plus ou moins épaisse, grand pectoral, grand dorsal, oblique de l'abdomen.

Le pus séjourne pendant longtemps au-dessous de cette couche musculaire, les fibres sont altérées et ont subi, plus ou moins, la transformation fibreuse. Tantôt, au contraire, l'abcès devient superficiel, au moins dans une partie de son étendue C'est alors que la peau s'enflamme, s'ulcère et l'abcès se vide. Enfin l'affection peut se terminer par la formation de fistules multiples ; à propos du pronostic, nous aurons à nous occuper de cette terminaison assez fréquente.

SYMPTOMATOLOGIE

On a divisé l'étude des symptômes de cette maladie, suivant leur mode d'apparition, en deux périodes. La première, qu'on pourrait appeler période de développement de la tumeur ou encore période d'induration, est celle qui précède la formation du pus : elle peut durer plusieurs mois.

Puis, le pus s'étant collecté, les symptômes changent, c'est la période d'état, ou, mieux encore, période de suppuration.

Nous croyons qu'il convient d'ajouter une troisième période, souvent fort longue, caractérisée par la présence de fistules et dans laquelle, malgré tous les moyens employés, la maladie a bien peu de tendance à la guérison.

Première période. — Le début de l'affection est, ordinairement, très obscur. Mais le plus souvent le premier symptôme est la douleur. Celle-ci présente des caractères très variables. Tantôt très vive, analogue au point de côté, pouvant présenter des irradiations comme dans la névralgie intercostale, elle peut, au contraire, être insignifiante et passer inaperçue. Souvent une pression, un froissement quelconque suffit à la raviver, et c'est ainsi que les malades s'en aperçoivent ordinairement.

Le point douloureux est quelquefois assez mal localisé, il peut être passager, puis reparaître dans un point différent de la paroi thoracique.

Mais bientôt la douleur continue, sourde, profonde, semble se fixer dans un point spécial, et alors les malades peuvent constater l'existence d'une tumeur peu volumineuse, ordinairement dure, et très sensible à la pression.

Ce sont là les deux phénomènes principaux observés le plus souvent par les malades au début de leur affection. On ne saurait trop insister sur la lenteur du début ; nous citons plusieurs observations dans lesquelles la tumeur, pour arriver au volume d'un œuf de poule, a mis plusieurs semaines et même plusieurs mois.

Si l'on examine les malades à cette période, voici ce qu'on peut constater.

Il existe une masse dure, rénitente, légèrement douloureuse à la pression, légèrement adhérente aux parties profondes et cependant les mains appliquées à ses deux extrémités, parviennent à lui imprimer quelques mouvements.

Il faut prendre garde à ce symptôme trompeur qui pourrait faire croire à l'existence d'un kyste ou d'un lipôme, un examen plus attentif fait bien voir que c'est dans la masse elle-même que se passent ces prétendus déplacements, que c'est elle qui transmet ces mouvements communiqués (Bousquet). La tumeur se confond insensiblement avec les parties voisines. La peau, à sa surface, est restée saine et sans adhérence.

Son volume très variable peut varier depuis la grosseur d'une noix jusqu'à celle d'une pomme. Fait important à signaler, il n'existe de fluctuation en aucun point de la tumeur durant cette période. Aussi lorsque pour une raison ou pour une autre, on veut essayer d'attaquer la tumeur par le bistouri, les caustiques, ou seulement par le trocart, on ne retire pas de pus. Ce fait est suffisamment démontré par plusieurs observations.

Dans la première période de son évolution, la maladie est donc essentiellement caractérisée par une inflammation subaiguë, avec induration du tissu cellulaire et des parties qui avoisinent le périoste costal.

Deuxième période. — Sous une influence quelconque, à la suite de fatigues, ou même d'une contusion légère, la tumeur devient plus douloureuse, elle augmente rapidement de volume, le centre se ramollit, l'abcès se forme. Cette transition entre les deux périodes est quelquefois assez bien marquée, mais le plus souvent elle passe inaperçue et l'on ne peut guère assister à ce ramollissement de la tumeur, à la formation de l'abcès froid.

Quoi qu'il en soit, les symptômes de cette période permettront le plus souvent de reconnaître assez facilement que l'on est en présence d'un abcès froid.

La tumeur peut acquérir le volume du poing, et même davantage. Elle a ordinairement une forme allongée, dans le sens vertical ou plus fréquemment dans le sens oblique suivant la longueur des côtes. A propos de l'anatomie pathologique, nous avons insisté sur cette disposition et nous avons montré qu'elle pouvait faire croire à un abcès par congestion.

La consistance de l'abcès n'est pas la même dans tous ses points. Franchement molle à son centre, elle est plus dure à la périphérie, et cette induration, cet empâtement diminue insensiblement autour de la tumeur. La fluctuation est très manifeste, facile à constater, nous croyons donc inutile d'insister. Il en est de même pour l'adherence aux parties profondes.

Nous avons pu constater chez notre malade un signe assez intéressant et qui cependant ne paraît pas avoir attiré l'attention des auteurs qui ont étudie la question.

Lorsqu'on deprimait la tumeur dans ses points les plus ramollis, on arrivait facilement sur des parties dures qui n'etaient autres que les côtes. Ces arcs osseux, faciles à reconnaître par leur direction, non seulement semblaient augmentes de volume, mais encore paraissaient soulevés au-dessus du plan de la cage thoracique et des autres parties de l'os. Cette disposition toute particuliere ne devait-elle pas faire songer plutôt a un abces symptomatique d'une affection osseuse, la côte etant pour ainsi dire entourée completement par l'abces ossifluent?

En tous cas, le doute était permis.

C'est là un signe que les auteurs n'ont pas mentionne ; sans y attacher une grande importance il etait interessant à noter en passant. On en trouve facilement l'explication dans la disposition de couches épaisses qui recouvrent le périoste costal.

Dans les abces sus-costaux, les seuls que nous ayons en vue dans ce travail, ce sont les seuls symptômes que l'on puisse constater localement. Contrairement à ce que l'on observe dans les abcès en bissac, on ne pourra trouver ici, ni la réduction ni l'expulsion produite par les efforts de toux.

Pendant longtemps encore la peau qui recouvre les abcès périostiques conserve sa couleur et ses caractères normaux, elle n'adhere pas aux parties profondes. Mais, au bout d'un temps variable, elles s'amincit, s'enflamme et finalement s'ulcere en un ou plusieurs points, et par ces petits pertuis la collection purulente se vide incomplètement. Mais le plus souvent on n'assiste pas à cette ouverture spontanée et le chirurgien intervient, soit par l'incision, soit par la ponction, pour donner issue au pus. Nous avons indiqué les caracteres variables et la quantité du pus qui s'écoulait ordinairement de ces abcès, nous n'y reviendrons pas. Lorsque l'abcès est vidé, on est frappé de la saillie et de l'induration des parties périphériques de la tumeur, l'abces se présente alors avec l'aspect d'un cratere, on a la sensation d'une dépression et on s'étonne presque de ne pas trouver de communication avec la cavité thoracique, le phénomene est absolument comparable à celui qui se passe sur le crâne à la suite des contusions qui ont déterminé la formation de bosses sanguines (Bousquet).

L'exploration minutieuse de la cavité, apres l'ouverture de l'abcès, fait constater très nettement qu'il n'existe aucune dénudation osseuse, et que l'os est recouvert par un périoste épaissi, tomenteux, fongueux. Lorsqu'on promene la sonde cannelée dans cette poche, on sent tres bien qu'elle est souvent arrêtee par des brides fibreuses qui cloisonnent incompletement l'abces périostique. Enfin lorsqu'il existe deux poches, la sonde cannelée s'engage dans un trajet plus ou moins anfractueux, quelquefois assez long, qui réunit les deux poches purulentes.

Sous l'influence de divers traitements, que nous passerons bientôt en revue, la guerison peut être obtenue assez rapidement. On voit alors la suppuration diminuer rapidement, la cavité de l'abcès s'affaisser, et la sécretion purulente devenir séreuse pour disparaître enfin. Mais longtemps encore après la guérison, il reste une induration plus ou moins large à la place de l'ancien abcès.

Cette terminaison très favorable est malheureusement exceptionnelle, et l'on assiste le plus souvent à une troisième période de la maladie.

Troisième période. — Elle est absolument distincte de la précédente, et il nous a paru nécessaire de lui consacrer un paragraphe spécial. C'est la période des fistules.

Que l'ouverture de l'abcès ait été spontanée ou provoquée, la suppuration est d'abord assez abondante et le pus qui s'écoule d'abord crémeux, jaunâtre, devient plus foncé, prend quelquefois une couleur chocolat. Au bout d'un mois, de six semaines et même davantage, la suppuration est devenue beaucoup moins abondante, elle a changé de caractère, il ne s'écoule plus qu'un peu de liquide séro-purulent. Les ouvertures sont tantôt déprimées, le plus souvent saillantes et leurs bords sont fongueux. On peut constater qu'il existe encore un décollement ordinairement peu étendu, mais très appréciable, limité par une zône d'induration. Ces trajets fistuleux persistent ainsi pendant plusieurs mois.

C'est encore dans cette période que peuvent se présenter des particularités sur lesquelles M. Gaujot a insisté et qui sont notées dans plusieurs observations. La maladie paraît sur le point de guérir lorsqu'on peut voir survenir rapidement, en quelques jours, de nouveaux abcès, généralement peu volumineux, et qui siègent soit sur le point primitivement atteint, soit d'une assez grande distance. Ce nouveau foyer purulent, exactement circonscrit par un cercle d'induration, est généralement peu volumineux; apres l'évacuation du pus, il guerit assez rapidement, puis à quelques jours d'intervalle, un nouvel abces se forme. Il peut donc exister une série d'abcès qui se développent par poussées successives et qui retardent encore la guérison.

Pendant cette longue duree de la maladie que devient *l'état général* des sujets? Il faut se rappeler qu'on a affaire à des individus deja debilités et qui ont une grande tendance à faire du pus. La suppuration persistante et le séjour prolongé des malades à l'hôpital ne font qu'augmenter rapidement cette débilitation.

Ils maigrissent et pâlissent vite, quelquefois même perdent l'appétit, ils peuvent avoir un peu de fièvre le soir et des sueurs nocturnes. On se trouve donc en présence d'un état général médiocre et sur lequel il faut agir par tous les moyens appropriés.

PRONOSTIC

D'après ce que nous venons de dire, il ne faudrait pas conclure cependant que le pronostic des abcès périostiques est généralement grave. Il faut se dire seulement que l'on est en présence d'une affection dont la durée sera longue et le malade doit toujours être prévenu de la formation possible de fistules, dont la cicatrisation peut se faire attendre plusieurs mois. La guérison est donc la règle dans les abcès périostiques de la paroi thoracique qui ne dépendent pas d'une altération pleuro-pulmonaire et qui sont restés extérieurs à la cage thoracique. Longtemps après la cicatrisation des trajets fistuleux, il reste une induration plus ou moins étalée, une sorte de plaque dure qui met des mois à disparaître. Quant à la cicatrice, elle est toujours déprimée et adhérente.

Les *complications* sont de deux ordres. Le pus qui a baigné la surface externe du périoste pendant un temps assez considérable, peut à un moment donné produire le décollement du périoste et entraîner, soit une exfoliation, soit une véritable nécrose de la côte sous-jacente. Mais, ainsi que le fait remarquer justement M. Duplay, cette nécrose secondaire reste ordinairement très limitée et peut guérir elle-même spontanément.

Quant aux complications pleuro-pulmonaires elles, nous semblent absolument exceptionnelles dans la variété d'abcès périostiques que nous nous sommes attaché à décrire. En relisant les observations, on peut se convaincre que les diverses complications signalées par les auteurs. surviennent dans le cours d'abcès qui étaient d'abord sous-pleuraux et qui secondairement sont devenus superficiels, en formant une poche en bissac. La pleurésie purulente, les fistules pleuro-cutanées ou pleuro-bronchiques, la tuberculose secondaire, ne nous semblent pas résulter des abces périostiques sus-costaux ou sus-sternaux.

DIAGNOSTIC

Nous diviserons l'étude du diagnostic en trois périodes qui correspondent assez bien à la marche de la maladie.

Nous avons vu qu'au début, on se trouvait en présence d'une périostite subaigue avec inflammation du tissu cellulaire périphérique ; on pourrait donc confondre cette affection avec toutes les tumeurs solides de la paroi thoracique, en particulier avec les lipômes et les fibrômes. Nous n'insisterons guère sur le diagnostic différentiel avec le lipôme. Celui-ci est ordinairement mou, presque fluctuant, très mobile sous la peau et sur les parties profondes, indolent spontanément et à la pression.

Il siège ordinairement sur la partie postérieure du tronc. Nous avons fait remarquer, au contraire, qu'à part de rares exceptions, l'abcès périostique siégeait sur la partie antéro-latérale de la poitrine.

Il est quelquefois difficile au premier abord de distinguer un fibrôme, et dans une de nos observations, le doute était certainement permis. Les caractères d'adhérence peuvent exister dans le fibrôme, mais généralement celui-ci n'est pas douloureux, sa marche est extrêmement lente, il est plus arrondi, et glisse très facilement sous la peau.

Quant aux lésions syphilitiques des côtes ou du sternum (ostéite, periostite, exostose) il n'est pas douteux que les caractères en soien tabsolument semblables. Aussi est-ce par l'interrogatoire des malades, par la recherche de cicatrices, de taches, et surtout par la présence d'accidents semblables sur les autres os du squelette (tibia, clavicule, etc.) qu'on arrivera à faire le diagnostic. Si le doute était encore possible, on serait parfaitement autorisé a donner le traitement mixte et à laisser pendant quelque temps le malade en observation.

Mais la tumeur est franchement fluctuante. Pourra-t-on la confondre avec des kystes ganglionnaires, ou encore avec un kyste hydatique a la paroi thoracique ? Evidemment, il suffit de signaler cette cause d'erreur sans qu'il soit utile d'insister.

Dans quelques circonstances un épanchement sanguin de la paroi thoracique pourrait en imposer pour un abces périostique.

Nous avons observe dans le service de M. Le Dentu un malade qui, à la suite d'une contusion violente de la partie postérieure de la poitrine, sans fracture de côtes, avait vu se former rapidement un epanchement sanguin. Lorsqu'il se presenta à l'hôpital, quelques jours apres l'accident, la tumeur offrait à s'y méprendre les caractères d'un abces périostique. Elle était allongee transversalement, large comme la paume de la main, adherente aux parties profondes. A la périphérie existait un cercle d'induration, tandis que le centre était très nettement fluctuant. La peau a la surface et aussi sur tout le côté de la poitrine, presentait une large ecchymose. Le malade fut tenu en observation, grâce a l'application de compresses imbibees de liquides résolutifs, en quinze jours, la tumeur avait diminué de plus de moitié ; lorsque le malade quitta l'hôpital, il ne restait qu'un peu d'induration ; on n'avait pas fait de ponctions.

Dans ce cas, à part l'ecchymose, il n'existait guère de signes permettant d'éviter l'erreur ; la marche de la maladie pouvait seule éloigner l'idée d'un abcès périostique.

Si l'on a reconnu qu'il s'agit bien d'une collection purulente, pourra t-on confondre l'abces périostique avec un abces résultant d'un phlegmon de la paroi thoracique ? Evidemment la marche est beaucoup plus rapide, et les poussées aigues qu'on observe quelquefois dans les abcès périostiques ne sauraient en imposer. D'ailleurs ces abcès aigus, le plus souvent d'origine ganglionnaire, ont un siège special. Enfin la maladie, dans ce cas, s'accompagne de phenomènes generaux.

Nous en arrivons à la partie la plus importante et aussi la plus difficile du diagnostic. Mais ici nous n'avons qu'à citer, sans changer une seule ligne, ce que dit le professeur Duplay a propos du diagnostic différentiel.

« L'adhérence au squelette constitue le caractère dis-
« tinctif entre l'abcès froid periostique et l'abcès froid du
« tissu cellulaire. Mais ce caractère se montre également
« dans les abces ossifluents. Aussi, est-il quelquefois diffi-
« cile, avant l'ouverture de ces sortes d'abces, de décider
« si le périoste seul est malade ou s'il n'existe pas une
« ostétic, uno carie, une necrose de l'os sous-jacent.

« Il me semble cependant que cette distinction est sou-
« vent possible. Dans l'abcès froid périostique, il existe
« le plus ordinairement, sur les limites de la collection
« purulente, une induration parfois assez prononcée, mais

« généralement très circonscrite, tandis que l'abcès sym-
« ptomatique d'une lésion osseuse s'accompagne toujours
« d'une augmentation très notable du volume de l'os, qui
« s'étend assez loin.

« Après l'ouverture de la collection purulente, l'explo-
« ration de la cavité, à l'aide du doigt ou du stylet, per-
« mettra de juger de l'état du périoste et de l'os.

« La réductibilité plus ou moins complète par la pres-
« sion, l'augmentation de volume et de tension sous l'in-
« fluence de la toux, que l'on observe dans certains abcès
« froids de la paroi thoracique, sont de nature à jeter
« quelque obscurité sur le diagnostic.

« Ces caractères particuliers indiquent que la collection
« purulente pénètre dans l'intérieur de la cavité thoraci-
« que ; mais on doit se demander si elle reste en dehors
« de la plèvre ou si elle communique avec cette séreuse.

« Quant à distinguer l'abcès ossifluent venant de la colonne
« vertébrale, des abcès sus et sous-costaux, le premier se
« reconnaîtra à l'intégrité du périoste et du squelette des
« côtes en même temps qu'aux signes tirés de l'examen de
« la colonne vertébrale. »

Qu'il nous soit permis d'ajouter un seul mot. Nous avons parlé de cette saillie apparente de la côte au niveau de l'abcès périostique, saillie limitée au foyer de l'abcès. Lorsqu'elle existera, en même temps que l'induration périphérique, ce sera, croyons-nous, un bon signe de diagnostic d'abcès périostique.

TRAITEMENT

Il est presque inutile de dire, après les développements dans lesquels nous sommes entré, qu'il faudra insister beaucoup sur le traitement general et relever l'organisme des malades par la série des médicaments toniques. Le traitement local varie suivant les périodes.

Au début on doit essayer de favoriser la résolution par la compression, par l'emploi des pommades dites résolutives, de la teinture d'iode, des vésicatoires, de l'emplâtre de Vigo (Gaujot).

Quand l'abces est formé il faut l'ouvrir et ne pas attendre la formation des fistules. Il nous semble que les chirurgiens ont exagéré les precautions à prendre pour l'ouverture de l'abces. M. Gaujot employait à cet effet la pâte de Vienne. M. Danve employait le thermo-cautère pour former l'eschare. D'autres ont fait des ponctions aspiratrices, répetees, des ponctions avec injection à l'alcool, à la teinture d'iode. Ces injections peuvent encore être utiles, après le drainage de l'abcès, mais il paraîtrait qu'elles sont suivies d'une réaction inflammatoire assez intense, qui doit les faire employer avec reserve.

La lecture de nombreuses observations nous a fait voir que trop souvent ces différents moyens demeurent impuissants. La couche épaisse du tissu fibreux, lardacé, que l'on rencontre apres l'ouverture de ces abces rend compte des difficultés éprouvées. Celles-ci n'avaient pas échappé à la sagacité de Chassaignac, car ce chirurgien dit, a propos des abcès de la région trochantérienne, que le drainage ne suffit pas et qu'il faut en arriver à ouvrir *largement* la poche purulente et à modifier les parois pour espérer la guérison.

On est donc conduit a admettre pour les abcès thoraciques d'origine périostique la methode que Flaubert de Rouen avait preconisée pour tous les abces froids : l'incision large et le pansement à plat de la cavité purulente

Chez le malade que nous avons observé dans le service de M. Le Dentu on avait d'abord ouvert largement l'abcès, puis on a enlevé, avec beaucoup de soin, toutes les parties fibreuses, tous les tissus de nouvelle formation.

Le chirurgien proceda ensuite au râclage de toutes les fongosités périostiques, existant sur les os, sans que, en aucun point, l'os ait eté mis à nu.

Le succès complet obtenu à la suite de cette operation nous semble très encourageant, nous pensons que, dans beaucoup de cas où les autres moyens (ponctions, injections, drainage) n'ont pas réussi, le traitement tres-rationnel, institué par M. Le Dentu, devra être employe et réussira sans doute aussi bien que dans le cas précite.

Il est presque inutile d'ajouter que dans cette méthode operatoire, il sera necessaire de s'entourer de toutes les précautions antiseptiques employées aujourd'hui chez notre malade, l'opération avait ete faite sous le spray phénique, pendant tout le temps de la cicatrisation le pansement de Lister fut appliqué dans toute sa rigueur.

Observation (personnelle).

Abcès périostique de la région thoracique Service de M. Le Dentu

Charles Barthelemy, 40 ans, charretier, entré le 14 mai 1882, couche au n° 25 de la salle Saint-Augustin. Cet homme a toujours été d'une bonne santé jusqu'à ce jour On ne retrouve dans ses antécédents ni scrofule, ni syphilis. Il dit avoir eu la fièvre typhoïde dans sa jeunesse.

Il y a un an à la suite d'un refroidissement, il paraît avoir eu une affection pulmonaire sur laquelle il ne donne d'ailleurs que des renseignements incomplets A cette époque, dit-il, il toussait, crachait beaucoup, avait de la fièvre et des douleurs lombaires Cette affection aurait duré quinze jours environ A l'heure actuelle, le malade ne présente pas trace de lésion thoracique, l'auscultation révèle une respiration normale de toute l'étendue de la poitrine

En octobre 1881 il y a dix mois, cet homme remarque l'apparition d'une petite tumeur peu douloureuse siégeant au niveau du mamelon droit. Au mois de mars dernier la tumeur avait acquis le volume d'un œuf de poule.

A ce moment il reçoit un coup violent sur cette partie du thorax Dès lors la tumeur se développe rapidement en même temps qu'elle devient le siège de vives douleurs Une ponction pratiquée par un médecin donne issue à une petite quantité de sang

Le malade se rend à Paris et est admis dans le service de M Le Dentu

A son entrée à l'hôpital on constate l'existence d'une tumeur située sur la partie latérale droite du thorax, cette tumeur est allongée de dehors en dedans et de haut en bas, dans la direction du bord inférieur du grand pectoral, elle s'étend depuis le mamelon jusqu'à la ligne médiane à la hauteur de l'appendice xyphoïde et recouvre dans le sens vertical la quatrième et la cinquième côte. La peau est rouge à la surface, la partie centrale de la tumeur offre une fluctuation manifeste tandis que les bords présentent plus de dureté et plus d'adhérence aux parties profondes mais il est important de noter qu'en déprimant la paroi thoracique, on sent nettement la quatrième et la cinquième côte qui dans cette partie paraissent soulevées toutes deux et augmentées de volume.

Du reste on ne peut en aucun point produire un refoulement de la tumeur, celle-ci ne se laisse pas réduire et ne présente aucune impulsion lorsque l'on fait tousser le malade. Un examen superficiel aurait pu faire confondre l'affection que nous avons sous les yeux avec un abcès dépendant d'une carie costale, néanmoins M. Le Dentu tenant compte de l'état général du sujet en même temps que de l'absence de toute diathèse pencha vers l'idée d'une périostite externe

Le 24 mai. — Le malade étant chloroformisé, M Le Dentu incise largement la poche dans le sens de son plus grand diamètre. Cette incision amène l'écoulement de deux cent cinquante à trois cent grammes d'un pus de couleur jaune, d'odeur légèrement désagréable, mélangé de quelques stries sanguinolentes et de grumeaux de fibrine.

A ce moment il est facile de constater que la cavité est traversée par des productions fibreuses qui, partant du squelette de la côte se rendent à la paroi superficielle de l'abcès

Ces travées fibreuses répondent au bord inférieur du grand pectoral ; les côtes et les cartilages costaux qui leur font suite sont entièrement recouverts par une couche épaisse de consistance fibreuse qui rend bien compte de l'épaississement que l on sentait au toucher et qui semblait avant l'ouverture de la poche soulever les quatrième et les cinquième côtes Après avoir pratiqué des incisions libératrices, M. Le Dentu procède avec soin à l'ablation complète de ce tissu lardacé qui s'étend à la périphérie de cette poche anfractueuse Au niveau des côtes, il fait le râclage et aucune d'elles ne paraît dénudée sur un point quelconque de sa surface.

L'opération a été faite sous le spray phénique, quelques artérioles sont liées. On applique le pansement de Lister Pas de sutures.

28 mai. — Les jours suivants légère réaction inflammatoire, en

quatre jours la température du soir s'est élevée à 39°,2. La suppuration est abondante. Pansement de Lister renouvelé tous les jours.

8 juin. — A partir de ce moment, la température est redevenue normale, le thermomètre ne s'élève plus le soir au delà de 37°,8, la plaie bourgeonne.

Il existe un petit décollement de cinq à six centimètres à la partie supérieure et interne. Peu à peu cette ouverture se comble et devient chaque jour plus étroite.

1er juillet. — On enlève le drain qui avait été mis dans le décollement. Suppression du pansement de Lister qui a donné lieu à un léger érythème.

Actuellement, il ne reste plus qu'une petite plaie linéaire.

Le malade quitte l'hôpital.

Observation II (inédite)

Recueillie par M. Guelliot, interne du service. Abcès de la paroi thoracique.

B..., Charles, 31 ans, entré le 2 juillet 1882, salle Saint-Augustin, n° 80. Service de M. Péan.

Cet homme, qui avait toujours été d'une bonne santé, a eu, au mois de mars dernier, une fièvre typhoïde qui a duré environ six semaines. Vers le 15 avril, pendant sa convalescence, il a éprouvé un point de côté très vif à droite, il avait de la dyspnée, mais il ne toussait, ni ne crachait. On l'a traité pour pleurésie droite (?), vésicatoires multiples en avant et en arrière. *En huit jours*, l'amélioration était telle que le malade pouvait sortir. Mais quelques jours après, il remarquait, au-dessous du sein droit, à la place d'un des vésicatoires, une petite grosseur qui a augmenté depuis sans douleur ni fièvre.

Au niveau des six et septième côtes, au-dessous et un peu en dedans du mamelon, on constate une tumeur du volume d'une moitié de pomme, franchement fluctuante. La tumeur est peu douloureuse à la pression, la peau n'est pas adherente, l'abces est adherent aux parties profondes.

On ne trouve ni impulsion ni reduction. Les signes sthetoscopiques n'indiquent rien. Pas de frottements, a peine un peu de diminution de la sonorite à droite.

5 juillet. — Ponction et drainage de l'abces. La sonde cannelee n'arrive pas sur des os denudes, il semble au contraire, que les côtes sont recouvertes par une epaisseur notable de parties molles. La sonde cannelee est arrêtee par des cloisons fibreuses incompletes. Injection a *l'eau oxygenee*. Pansement a l'eau oxygenee.

Le malade est en traitement.

Observation III (Meniere)

Homme 71 ans, tailleur, souffrant d'un rhumatisme chronique et d'une bronchite ancienne accompagnee de toux opiniâtre. Le rhumatisme avait envahi le thorax surtout du côte droit, ce qui occasionnait au malade des douleurs intolerables.

Au bout d'un mois, passe dans ces conditions, apparition d'une tumeur arrondie, fluctuante, du volume d'une balle de fusil, cette tumeur est dure et douloureuse lorsqu'on exerce une pression au niveau du cartilage de la septieme côte droite. On applique un emplâtre de Vigo et l'on fait des frictions mercurielles. La tumeur devient grosse comme un œuf de poule, les quintes et la dyspnee sont un peu amendees par les revulsifs. Ouverture de la tumeur en bas et en dehors, il s'en ecoule du pus sero-muqueux sans odeur, une canule est laissee à demeure dans l'ouverture.

Quinze jours plus tard, il n'y a presque plus de suppuration, la tumeur n'a laisse à sa place qu'un leger degre d'empâtement, la fistule persistant, on en cauterise les bords avec le nitrate d'argent, on les rapproche et l'on fait de la compression.

Six mois apres. — Le catarrhe pulmonaire reparaît, pleuresie droite aigue qui persiste a l'etat chronique, le malade est trop affaibli pour que la guerison puisse être esperee.

Mort sans autopsie.

Menière conclut de cette observation que l'âge avancé du malade, sa constitution affaiblie, son état rhumatismal ne jouent qu'un faible rôle dans la production de cet abcès. Pour lui, la cause déterminante en a été la toux continuelle dont souffrait le malade.

Observation IV

Mémoire de M. Bousquet

Observation (résumée)

Homme de 24 ans, vigoureux, de bonne constitution, aucun antécédent scrofuleux ni syphilitique.

En mars 1876 a une pneumonie à gauche, six mois après il éprouve de la douleur et voit apparaître une petite tumeur au niveau de l'extrémité antérieure de la première côte gauche, qui présente en même temps un gonflement.

Entré à l'hôpital en janvier 1857

La tumeur occupe la partie antérieure de la poitrine, à gauche du sternum, elle est dure, rénitente, mais ne présente pas de fluctuation franche.

De la troisième articulation chondro-costale gauche elle descend jusqu'aux fausses côtes

En février ponction aspiratrice avec appareil de Potain, puis incision au bistouri. Il ne s'écoule pas de pus.

Une nouvelle ponction pratiquée un mois après donne issue à 150 grammes de pus environ.

La partie centrale de la tumeur s'affaisse, il reste une large induration périphérique

On pratique successivement plusieur ponctions, à différentes reprises on fait des injections d'alcool qui déterminent une réaction assez violente pour que le 12 avril il soit nécessaire de faire deux ouvertures et de passer un drain.

Les jours suivants il s'écoule des flots de pus fétide. En introduisant une sonde cannelée par l'ouverture des drains, on n'arrive en aucun point sur l'os, on est arrêté partout par une surface lisse membraneuse qui ne peut être que le périoste épaissi. Il n'y a pas de communication avec le tissu cellulaire sous-pleural.

En mai, pleuro-pneumonie droite, simple coïncidence, elle ne siège pas du même côté que l'abcès.

En juillet la pleurésie est guérie, mais pendant tout ce temps il est resté une fistule au niveau de l'ancien abcès périostique

Le malade est envoyé dans un asile de convalescence. L'ouverture inférieure donne toujours issue à un léger suintement purulent.

La maladie a duré près de trois mois.

Observation V (résumée).

Mémoire de M. Bousquet

Homme, 24 ans, aucun antécédent scrofuleux. N'a jamais eu de lésion thoracique, fièvre typhoïde à l'âge de 12 ans.

En mars 1877 a vu apparaître une tumeur d'un œuf de poule au niveau de la troisième côte gauche. L'affection avait débuté sans cause connue. Une première ponction paraît ne produire aucun résultat. La tumeur continue à s'accroître et ce n'est que vers le 15 avril qu'une nouvelle ponction aspiratrice donne issue à 150 grammes de pus. Celui-ci se reproduit en peu de temps, on fait de nouvelles ponctions.

Dans le commencement du mois de mai, la tumeur diminue à la partie supérieure. On sent seulement que la côte est gonflée et plus volumineuse que celle du côté opposé.

Le foyer semble avoir gravi et s'être abaissé. Il occupe la région mammaire. Dans le but de combattre cette inflammation sourde du périoste, M. Dauve, chef de service, fait à différentes reprises appliquer des sangsues autour de la tumeur en même temps qu'il pratique des incisions qui donnent issue au pus. Peu à peu le foyer purulent se tarit, il n'y a plus de fluctuation La tumeur forme une cuirasse dure qui recouvre la region mammaire et y adhere.

Le toucher permet de reconnaître facilement les côtes qui sont plus volumineuses par suite de l'epaississement du périoste Depuis plusieurs jours il ne s'ecoule plus de pus. La tumeur s'affaisse insensiblement

Le malade quitte l'hôpital le 15 juin. Dans cette observation on remarquera que la guerison a ete obtenue sans ouverture de la poche et seulement a la suite de ponctions successives et d'applications de sangsues.

Observation VI

Mémoire de Leplat. *Arch. méd.* 1865, p. 412.

Abces froid des parois thoraciques, suite de pleuresie chronique, guerison.

L..., Charles, 29 ans, garde de Paris, au service depuis dix ans, homme fort bien constitue, n'a jamais eu d'autre maladie que la rougeole en 1855.

Le 17 fevrier 1869, a la suite d'un refroidissement, il a une pleuresie aigue pour laquelle il est traite a l'hôpital du Val-de-Grâce. Il reste quatorze jours, puis demande sa sortie, mais la guerison n'est pas complete; il eprouve encore une douleur de côte, appreciable surtout a la suite des grandes respirations. A l'auscultation on perçoit un frottement pleural. Cependant il reprend son service et s'en acquitte convenablement.

Cinq mois apres sa pleuresie, il remarque l'apparition d'une petite tumeur indolente, molle, situee en dedans du mamelon du côte gauche et au niveau de l'articulation du cartilage avec la côte, elle grossit sans que le malade s'en preoccupe autrement.

Le 6 octobre. — L... Charles entre de nouveau a l'hôpital dans un service de chirurgie. Tout d'abord on ne songe pas a ouvrir l'abces, quelques applications resolutives sont faites sur la tumeur, mais comme celle-ci tend a augmenter plutôt qu'a diminuer le chef de service se decide à l'ouvrir le 16 mars (six mois environ apres son apparition).

Au moment de l'operation, elle presente le volume d un œuf de poule, ou et liquide qu'elle renferme ne se laisse pas refouler dans l'interieur de la cavite thoracique.

Il est impossible de reconnaître par l'incision a la suite de laquelle s'ecoule du pus de bonne nature et bien lie aucune carie ni aucune necrose des cotes

Aujourd hui, trois ans apres l'ouverture de l'abces, l'etat general est tres satisfaisant et la cicatrisation complete Il reste seulement la trace de trois fistules, qui se presentent sous la forme de trois petites cicatrices bleuâtres ne presentant ni depression, ni adherence aux côtes.

Il n'existe plus de signes de pleuresie, la respiration est normale dans toute l'etendue de la poitrine

Je n'ai pas observe le sujet dans le courant de sa maladie, mais je dois a l'obligeance de M Paulet les renseignements qui precedent et la constatation du resultat obtenu apres la guerison.

Observation VII

These de Vesseaux, Paris 1879

Artruz, journalier, homme de 37 ans, temperament lymphatique, sans antecedent scrofuleux ni syphilitique, entre a l'Hôtel-Dieu le 5 novembre 1878, service du professeur Richet. En 1863 il avait eté traite pour des rhumatismes a l'hôpital de la Charite, depuis cette epoque, il a toujours ressenti quelques douleurs passageres dans les jointures. Il y a deux mois environ, il eut un epanchement pleural du côte droit, en même temps il ressentit une violente douleur dans l'hypochondre et dans l'epaule du même côte, on lui appliqua deux vesicatoires.

Il y a quinze jours voulant soulever un fardeau, il eprouva une sensation de piqure a la partie superieure du mamelon gauche et huit jours apres apparaissait une tumeur pour le traitement de laquelle cet homme entra a l'hôpital.

Aujourd'hui la douleur a disparu, même a la pression la peau ne presente aucun signe d'inflammation, on ne perçoit pas de chaleur au niveau de la tumeur qui est fluctuante

Elle siege au niveau de la quatrieme côte gauche et a le volume d'une grosse noix Au bout de huit jours apparaît une deuxieme collection purulente sur le côte gauche du sternum, en deux mois elle a atteint le volume d'un œuf de pigeon. Les deux tumeurs sont separees l une de l'autre par une depression de 2 cent. et l'on arrive a faire refluer le liquide de la premiere dans la seconde. Elles sont donc dependantes l'une de l'autre Les os ne paraissent pas atteints. A la bases des abces, il existe un epaississement qui ne depasse pas le pourtour de leur base et que l'on n'a constate que quelques jours apres l'apparition de la tumeur.

Le professeur Richet prescrit l'application de l'emplâtre de Vigo. Le malade est encore en traitement.

Observation VIII (resumee)

These de Chone.

Homme 25 ans. Il y a un an il eprouva au niveau de la huitieme côte de la douleur qui ne dura que quelques jours. Il eut ensuite une bronchite assez intense. Les efforts de toux provoquaient la douleur de côte Il se forme un abces sur la cinquieme et la huitieme côte au niveau de la ligne axillaire. La tumeur est manifestement fluctuante au centre, sur tout son pourtour elle presente une zône assez considerable d'induration Rien a l'auscultation Apres l'ecoulement du pus on perçoit nettement l'epaississement du perioste des côtes recouvertes par la tumeur

Observation IX (resumee)

Thèse de Chóné.

Il y a un an, il a eu une pleurésie droite. Actuellement il éprouve du côté gauche de la douleur, il se forme un abcès au niveau de la septième côte gauche. L'auscultation fait reconnaître des traces d'adhérences pleurétiques à la base du poumon droit. On ouvre largement au bistouri, la cicatrisation est rapidement obtenue

Le malade prend son service quoiqu'incomplètement guéri. Bientôt un autre abcès se forme à côté du precedent Ouverture et drainage.

La guérison n'est pas encore complète au bout d'une année

Observation X (resumee)

These de Chone

Castel, 23 ans, n'a jamais été malade.

En decembre 1872, cet homme éprouve de vives douleurs dans la partie externe du thorax à droite au niveau du mamelon, ces douleurs ne furent jamais assez fortes pour l'empêcher de faire son service.

Le 15 mars 1873. — Formation d'un abcès du volume du poing situé en partie sous la peau, en partie sous le bord inférieur du grand dorsal.

Rien à l'auscultation.

On pratique des ponctions à différentes reprises, puis on fait le drainage.

En juin, la guérison n'est pas encore complète.

Observation XI (resumée).

Thèse de M. Choné.

X. , sans antecedents scrofuleux ni syphilitiques, a eu il y a trois ans un leger point de côte à droite, peut-être n'etait-ce qu'une simple nevralgie intercostale.

2 fevrier 1873. — Apparition d'une tumeur du volume d'une noix à gauche de la 8e côte.

Cette tumeur acquiert bientôt les dimensions du poing. On prescrit un regime tonique

18 mars. — On pratique une ponction exploratrice avec l'appareil Potain, il s'ecoule une grande quantite d'un pus] cremeux, épais, bien lie.

La poche etant videe, on sent parfaitement le long de la côte qui est recouverte par l'abcès un epaississement de perioste, la côte est devenue plus large de cinq millimètres, la pression ne reveille de douleur que si on l'exerce au niveau de l'os.

La collection purulente s'est reformee et presente le même aspect.

Observation XII

Recueillie dans la these de M. Choné (résumée).

Leblanc, soldat, entre a l'hôpital le 16 juin 1872.

Cet homme d'un temperament lymphatique a cependant toujours joui d'une bonne sante jusqu'en 1870. On ne trouve chez lui aucun antecedent scrofuleux si syphilitique.

En 1870 il a une *pleuresie droite* qui dure un mois et demi.

En 1872 il eprouve une violente douleur dans le sternum et la face anterieure de cet os a gauche de la ligne mediane. La peau ne presente aucune altération. On n'y constate ni gonflement ni coloration anormale.

Au bout de six jours il voit apparaître dans cette région une tumeur fluctuante qui augmente lentement de volume, s'étend du côté gauche en suivant le cartilage costal de la troisième côte et occupe la face antérieure du sternum dans une étendue de quatre centimètres au dessous du point douloureux

Cette tumeur molle, fluctuante, indolente, ne se laisse pas déprimer et ne présente aucune modification lorsque le malade tousse.

Il n'y a pas de réaction fébrile. L'auscultation de la poitrine ne révèle aucun signe morbide.

On prescrit un régime tonique.

2 septembre. — Ponction de la tumeur qui donne issue à du pus jaune, verdâtre, injection iodée. On recouvre le tout d'une couche de collodion.

4 octobre. — La collection s'est reformée, elle s'enflamme, s'ouvre spontanément et donne lieu à une fistule.

En même temps nouvel abcès au niveau de la deuxième côte. Ouverture de cet abcès avec le caustique. Mouvement fébrile qui dure un mois.

3 février — Il se forme une nouvelle collection purulente au niveau du mamelon gauche. Ouverture avec la pâte de Vienne, puis injections iodées dans la tumeur.

État actuel. — (Un an environ après l'entrée du malade à l'hôpital). Cet homme présente une constitution affaiblie par une suppuration prolongée, chez lui les abcès ont une grande tendance à passer de l'état subaigu à l'état aigu. Il est probable qu'au niveau du mamelon, le périoste a enflammé l'os, ce qui pourrait faire craindre qu'il ne survint une ostéite consécutive sans tendance à se propager aux organes internes de la poitrine. La région située à gauche entre le sternum, la clavicule et l'angle des côtes est empâtée dans toute son étendue, le périoste des côtes est épaissi et l'on sent des bourrelets sur leur trajet depuis le cartilage jusqu'à l'angle. L'abcès de la région mammaire suppure encore mais de moins en moins.

A gauche, la respiration est moins etendue qu'à droite, l'inspiration est courte, cette difference est due a la difficulte du jeu des côtes par suite de l'induration des tissus.

Le traitement iodure n'a produit aucun resultat appreciable.

Observation XIII (resumee).

Memoire de M Bousquet

Homme. Bonne constitution

En mai, violente contusion sur la partie posterieure de la paroi thoracique a la suite d'une chute qu'il a fait dans un escalier

Un mois apres, il constate l'existence d'un petite tumeur au niveau de la huitieme côte gauche, dans la gouttiere des muscles vertebraux. Cette tumeur augmentant sans cesse de volume, il entre a l'hôpital, elle n'est pas encore franchement fluctuante, une ponction pratiquee à ce moment ne donne pas issue à du pus.

Bientôt nouvelle tumeur qui apparaît aupres de la premiere, celle ci devient rapidement fluctuante et vers la fin du mois de juillet, on constate que toutes deux communiquent largement

Des ponctions vident ces poches purulentes, mais le pus se reforme bientôt.

Le 22 août, M. Danve fait sur la surface de la tumeur quelques applications legeres de pointes de feu dans le point le plus declive de sa partie inferieure, le cautere est laisse en place assez longtemps pour produire la formation d'une eschare profonde que l'on incise deux jours plus tard. L'exploration faite avec la sonde cannelee ne permet de constater aucune denudation osseuse.

Vers la fin du mois, ce n'est plus du pus qui s'ecoule c'est un liquide citrin, on exerce alors sur la tumeur une legere compression à l'aide de l'application d'emplâtres de Vigo, les parois de la poche se rapprochent et le 20 septembre le malade quitte l'hôpital.

CONCLUSIONS

1° Les abcès froids thoraciques peuvent être indépendants soit d'une lésion osseuse, soit d'une inflammation viscérale. Ils reconnaissent alors, le plus souvent, pour cause directe une inflammation spéciale du périoste, la périostite externe.

2° La périostite externe chronique se présente aussi bien sur le squelette de la cage thoracique que sur celui des membres.

Ses conditions étiologiques restent souvent un peu obscures. Le mauvais état général, la débilitation, le surmenage, en sont les causes principales. Les causes locales, et surtout le traumatisme sous toutes ses formes, interviennent comme conditions secondaires.

3° Les abcès périostiques sont caractérisés anatomiquement par l'épaississement souvent considérable de la couche externe du périoste, et par une transformation fibreuse du tissu cellulaire qui entoure la poche purulente. Cet épaississement du périoste costal peut, dans quelques cas, être senti nettement avant l'ouverture de l'abcès.

4° D'après leur marche on peut leur assigner trois périodes souvent très longues : 1° la période d'induration ; 2° la période de suppuration ; 3° la période des fistules qui peut durer plusieurs mois. La guérison est cependant la règle dans cette variété d'abcès thoraciques.

5° Le diagnostic est quelquefois difficile. Il diffère suivant les périodes. A la période de suppuration, il sera difficile de les distinguer des abcès ossifluents ou des abcès sous-pleuraux. Les meilleurs signes de diagnostic seront fournis par l'induration périphérique ou par l'absence de réduction de la tumeur.

6° Les moyens appliqués aux abcès ordinaires peuvent être essayés dans le traitement de ces abcès froids (ponctions, injections, drainage). S'ils échouent, l'abrasion de tout le tissu fibreux de nouvelle formation et le râclage des côtes correspondantes pourront être tentés avec chance de succès.

INDEX BIBLIOGRAPHIQUE

Pacini de Lucques. — Abces thoraciques avec adhérences pleurales N Journal de medecine, 1822

Hervez de Chégoin et **Merat.** — Abces circonvoisins sans communication avec la plevre Journal Gen de medecine, t 31, 1827

Bonnet. — Abces thoraciques externes avec crepitation, denudation et coloration en noir de la septieme côte Abces souspleural Fistule Arch generales de med , 1829, t 21

Ménière. — Arch Gen de medecine, 1829, t, 18, p 381 Abces thoraciques

Dance. — Abces consecutifs a pleuresie Arch de medecine, 1832

Parisse. — Abces thoracique, osteophyte de côte Pleuresie anterieure Arch de medecine, 1839

Thirion. — Abces consecutifs a pneumonie Gazette des hôpitaux, 1857

Cruveilhier. — Anatomie pathologique Pleuresie

Sedillot et **Larrey.** — Bulletin Societe chirurgic , 1861

Sédillot. — Medecine operatoire

La Chapelle. — These de Strasbourg, 1868

Flammarion. — These de Strasbourg, 1869

Leplat. — Abces thoraciques, etc Arch generales de medecine, 6e serie, t V, 1865

Choné. — Abces periostiques du thorax Th Paris, 1873

Duplay. — Abces froids thoraciques Leçon clinique recueillie par Marot Progres medical, 1876, p 489

Verneuil. — Lettre a M Duplay Progres medical, 1876, p 537

Legrand. — Abces thoraciques Causes ou consequences des lesions des organes thoraciques Th Paris, 1876

Duplay. — Periostite externe. Congres de Geneve, 1877. Analyse in Archives de medecine, 1877, t. 2, et pathologie externe de Follin et Duplay, 5e vol., p. 534.

Vesseaux. — Abces froids idiopathiques du thorax. Th. Paris, 1879, n° 84.

Bousquet. — Abces froids thoraciques, etc. Arch. medecine, 1878, 1er vol., p. 288.

Imp. A. DERENNE, Mayenne. — Paris, boul. St-Michel, 52.

www.ingramcontent.com/pod-product-compliance
Ingram Content Group UK Ltd.
Pitfield, Milton Keynes, MK11 3LW, UK
UKHW021313190726
13839UKWH00007B/1342

9 782329 119724